Zutaten:

Zubereitung:

Zutaten:

Zubereitung:

Zutaten:

Zubereitung:

Zutaten:

Zubereitung:

Zutaten:

Zubereitung:

Zutaten:

Zubereitung:

Zutaten:

Zubereitung:

Zutaten:

Zubereitung:

Zutaten:

Zubereitung:

Zutaten:

Zubereitung:

Zutaten:

Zubereitung:

Zutaten:

Zubereitung:

Zutaten:

Zubereitung:

Zutaten:

Zubereitung:

Zutaten:

Zubereitung:

Zutaten:

Zubereitung:

Zutaten:

Zubereitung:

Zutaten:

Zubereitung:

Zutaten:

Zubereitung:

Zutaten:

Zubereitung:

Zutaten:

Zubereitung:

Zutaten:

Zubereitung:

Zutaten:

Zubereitung:

Zutaten:

Zubereitung:

Zutaten:

Zubereitung:

Zutaten:

Zubereitung:

Zutaten:

____

____

____

____

____

____

Zubereitung:

____

____

____

____

____

____

____

____

____

____

____

Zutaten:

Zubereitung:

Zutaten:

Zubereitung:

Zutaten:

Zubereitung:

Zutaten:

Zubereitung:

Zutaten:

Zubereitung:

Zutaten:

Zubereitung:

Zutaten:

Zubereitung:

Zutaten:

Zubereitung:

Zutaten:

Zubereitung:

Zutaten:

Zubereitung:

Zutaten:

Zubereitung:

Zutaten:

Zubereitung:

Zutaten:

Zubereitung:

Zutaten:

Zubereitung:

Zutaten:

Zubereitung:

Zutaten:

Zubereitung:

Zutaten:

Zubereitung:

Zutaten:

Zubereitung:

Zutaten:

Zubereitung:

Zutaten:

Zubereitung:

Zutaten:

Zubereitung:

Zutaten:

Zubereitung:

Zutaten:

Zubereitung:

Zutaten:

Zubereitung:

Zutaten:

Zubereitung:

Zutaten:

Zubereitung:

Zutaten:

Zubereitung:

Zutaten:

Zubereitung:

Zutaten:

Zubereitung:

Zutaten:

Zubereitung:

Zutaten:

Zubereitung:

Zutaten:

Zubereitung:

Zutaten:

Zubereitung:

Zutaten:

Zubereitung:

Zubereitung:

Zutaten:

Zubereitung:

Zutaten:

Zubereitung:

Zutaten:

Zubereitung:

Zutaten:

Zubereitung:

Zutaten:

Zubereitung:

Zutaten:

Zubereitung:

Zutaten:

Zubereitung:

Zutaten:

Zubereitung:

Zutaten:

Zubereitung:

Zutaten:

Zubereitung:

Zutaten:

Zubereitung:

Zutaten:

Zubereitung:

Zutaten:

Zubereitung:

Zutaten:

Zubereitung:

Zutaten:

Zubereitung:

Zutaten:

Zubereitung:

Zutaten:

Zubereitung:

Zutaten:

Zubereitung:

Zutaten:

Zubereitung:

Zutaten:

Zubereitung:

Zutaten:

Zubereitung:

Zutaten:

Zubereitung:

Zutaten:

Zubereitung:

Zubereitung:

Zutaten:

Zubereitung:

Zutaten:

Zubereitung:

Zutaten:

Zubereitung:

Zutaten:

Zubereitung:

Zutaten:

Zubereitung:

Zutaten:

Zubereitung:

Zutaten:

Zubereitung:

Zutaten:

Zubereitung:

Zutaten:

Zubereitung:

Zutaten:

Zubereitung:

Zutaten:

Zubereitung:

Zutaten:

Zubereitung:

Zutaten:

Zubereitung:

Zutaten:

Zubereitung:

Zutaten:

Zubereitung:

Zutaten:

Zubereitung:

Zutaten:

Zubereitung:

Zutaten:

Zubereitung:

Zutaten:

Zubereitung:

Zutaten:

Zubereitung:

Zutaten:

Zubereitung:

Zutaten:

Zubereitung:

Zutaten:

Zubereitung:

Zutaten:

Zubereitung:

Zutaten:

Zubereitung:

Zutaten:

Zubereitung:

Zutaten:

Zubereitung:

Zutaten:

Zubereitung:

Zutaten:

Zubereitung:

Zutaten:

Zubereitung:

Zutaten:

Zubereitung:

Zutaten:

Zubereitung:

Zutaten:

Zubereitung:

Zutaten:

Zubereitung:

Zutaten:

Zubereitung:

Zutaten:

Zubereitung:

Zutaten:

Zubereitung:

Zutaten:

Zubereitung: